Kerstin Leppert

Nie mehr **Stress**

Kerstin Leppert

Nie mehr Stress

Gelassen und entspannt durch den Alltag
mit dem Yoga-Relax-Programm

nymphenburger

Yoga kann unabhängig vom Alter und der Beweglichkeit praktiziert werden. Üben Sie stets langsam und schrittweise und beachten Sie Ihre körperlichen Grenzen. Die Übungen in diesem Buch sind von Autorin und Verlag sorgfältig geprüft, dennoch kann keine Garantie übernommen werden. Jegliche Haftung der Autorin bzw. des Verlages und seiner Beauftragten für Gesundheits- sowie Personenschäden bzw. den Nichteintritt des Erfolges ist ausgeschlossen. Bei körperlichen oder psychischen Krankheiten oder Problemen empfiehlt es sich, vor dem Üben einen Arzt aufzusuchen. Yoga ist keine Therapie und ersetzt auch keine spezifische Diagnose.

www.nymphenburger-verlag.de

Umschlaggestaltung: Claudia S. Sanna
Umschlagmotiv: Mauritius, Mittenwald
Fotos Innenteil: Kerstin Leppert
Fotomodell: Tatjana Schwarm
Satz: Walter Typografie & Grafik GmbH, Würzburg
Gesetzt aus 10/14 Optima
Druck und Binden: Offizin Andersen Nexö, Leipzig
Printed in Germany
ISBN 978-3-485-01124-2

Inhalt

„Der Sinn des Lebens besteht darin,
das Sein wahrzunehmen und zu erleben
und jeden Augenblick zu genießen."

Yogi Bhajan

Wie Yoga gegen Stress hilft

„Stress" ist eines der am häufigsten benutzten Wörter unserer Sprache und fast jeder fühlt sich heutzutage zahlreichen Stresssituationen ausgesetzt. Der Ausdruck „Stress" kommt aus dem Englischen (Druck, Anspannung) und bezeichnet die durch äußere Reize – sogenannte Stressoren – ausgelösten psychischen und physiologischen Reaktionen sowie die dadurch entstehende körperliche und geistige Belastung. Stressoren sind z.B. Lärm, Hitze, Schlafentzug, Leistungsdruck, Mobbing, Zeitmangel, Armut, Reizüberflutung oder soziale Isolation. Aber auch die eigene Haltung, Ängste und Erwartungen können auf emotionaler Ebene als Stressoren wirken.

In den Fünfzigerjahren kannte man das Wort kaum – heute ist es ein Synonym geworden für alles, was uns überfordert, erschöpft, auslaugt und krank macht. Das moderne Leben ist für viele Menschen so komplex, verwirrend und anstrengend, dass sie nicht mehr entspannen können, selbst wenn sie Zeit dazu haben.

Heutzutage kommt Entspannung oft zu kurz

Für mich ist Stress schlicht das Gegenteil von Wohlbefinden. Denn nicht das Maß der Herausforderung – ob beruflich oder privat –, nicht der tatsächliche zeitliche Druck bestimmen, ob jemand unter Stress steht, sondern der empfundene Druck. Stress ist also individuell. Wenn Sie Ihre eigenen Leistungsgrenzen missachten oder zulassen, dass jemand bzw. etwas sie überschreitet oder verletzt, dann geraten Sie aus dem Gleichgewicht, fühlen sich überfordert und empfinden Stress. Geschieht dies ab und zu, können Sie es ausgleichen. Kritisch wird es, wenn Sie dauerhaft gestresst sind.

Setzen Sie sich nicht selbst unter Druck

Auch ich melde mich manchmal mit einer Stimme am Telefon, die Freunde veranlasst zu fragen: „Bist du gerade im Stress?" Oft habe ich einfach zu viel zu tun, will in der Kürze der Zeit mehr erledigen, als eigentlich möglich ist, und setze mich dabei selbst unter Druck. Zum Glück erlaubt mir mein Beruf als Yogalehrerin jedoch, mich auch beim Unterrichten selbst zu spüren, heilsame Bewegungen auszuführen und Kraft in der Meditation zu schöpfen. Mit Yoga löst man zwar nicht sein Grundproblem, sich zu viel aufzuladen, doch man lernt, die wenige Zeit zur Entspannung auch wirklich zu nutzen und den Körper zu entkrampfen, sodass der Kopf zum Denken frei ist und das Herz zum Fühlen.

Viele Menschen haben jedoch einen ungeliebten Beruf, in dem sie sich aufreiben, mit dem sie sich nicht identifizieren können oder der sie zeitlich und nervlich bis über die Grenzen der Belastbarkeit fordert. Berufsbedingter Stress ist nach Rückenschmerzen das zweitgrößte Gesundheitsproblem in der Europäischen Union. Fehlzeiten und Krankheit kosten die deutsche Wirtschaft jedes Jahr rund 2,3 Milliarden Euro. Viele Studien untersuchen den Zusammenhang zwischen Stressbelastung am Arbeitsplatz und Krankheiten. Europaweit, so hat die Internationale Arbeitsorganisation im Jahr 2003 herausgefunden, klagt mehr als ein Viertel aller Beschäftigten über arbeitsbedingte Gesundheitsprobleme infolge von Stress.

Wird die Zeit knapper und der Alltag langweiliger, versuchen manche Menschen zudem, ihre Freizeit komplett mit Aktivitäten auszufüllen: Sie rennen ins Fitnessstudio oder pflegen zeitintensive, kräftezehrende Hobbys, immer auf der Jagd nach dem nächsten Kick. Die Folge dieses „Freizeitstresses" ist häufig, dass sie gar nicht mehr entspannen können.

Mehrfachbelastung und Freizeitstress lassen uns nicht zur Ruhe kommen

Die meisten Frauen versuchen darüber hinaus, den Spagat zwischen Beruf und Familie zu bewerkstelligen, leiden jedoch oft unter der Mehrfachbelastung und fühlen sich durch mannigfaltige Anforderungen von Kindern, Partnern, Kollegen und Arbeitgebern ausgelaugt. Die Presseagentur dpa berichtete 2003: „Frauen gelingt nicht nur selten der Sprung in Führungspositionen der Wirtschaft – dort angekommen, leiden die meisten auch erheblich unter Stress. Jede zweite weibliche Führungskraft in Deutschland hat mit Verspannungen, Kopfschmerzen, Migräne, Schlafstörungen, Nervosität oder Magen-Darm-Problemen zu kämpfen." Das ergab eine Europressedienst-Umfrage unter 1500 Karrierefrauen. Negativ wirkt sich vor allem die tägliche Doppel- oder Dreifachbelastung aus. Und denen, die „nichts zu tun haben", geht es beileibe nicht besser: Arbeitslos und ohne Hoffnung auf eine neue Anstellung fühlen Menschen sich nicht selten unnütz und von der Gesellschaft ausgeschlossen.

Auch Schüler und Studenten unterliegen oft einem als hart empfundenen Leistungs- und Konkurrenzdruck, erhalten wenig Unterstützung von Familie und Freunden und werden von Prüfungs- und Zukunftsangst geplagt.

Permanente Anspannung wird zu chronischem Stress

All dies kann zu permanenter körperlicher, seelischer und geistiger Anspannung führen und chronischen Stress auslösen. In dem Moment, in dem Sie sich nicht mehr in Harmonie mit Ihrem Körper, Ihren Bedürfnissen und Lebenszielen befinden, ist Ihr Wohlbefinden nachhaltig gestört. Wenn der Stress nicht nachlässt, wird die Resistenz des Körpers geschwächt: Das vegetative Nervensystem, die endokrinen Drüsen sowie die chemische und hormonale Zusammensetzung des Blutes geraten aus dem Gleichgewicht, später können sogar Organe und das Körpersystem geschädigt werden. Stress ist ein tiefgreifender, zerstörerischer Prozess. Durch ihn werden Herz-Kreislaufkrankheiten begünstigt und Rückenschmerzen treten auf; Schlafstörungen, Verdauungsprobleme und Depressionen plagen den Betroffenen.

Krankheiten, die durch Stress entstehen, durchlaufen meist vier Stadien: Zuerst wird das sympathische Nervensystem überlastet, sodass Angst, Reizbarkeit und Schlaflosigkeit auftreten. Daraus entstehen körperliche Symptome wie Bluthochdruck, beschleunigter Puls und verstärkte Darmbewegungen. In der Folge tritt eine schwerwiegende physische und biochemische Unausgewogenheit ein, die die Organfunktion beeinträchtigt. Im vierten Stadium kommt es zu nachweisbaren Gewebeschädigungen, die nur noch medikamentös oder operativ behandelt werden können.

Eine einfache und natürliche Methode, den Druck und die Belastung im Alltag zu mindern und stressbedingten Krankheiten vorzubeugen, eröffnet sich uns durch das Praktizieren von Yoga. Die meisten Ratschläge dieses Buches entstammen der Tradition des Kundalini Yoga. Dieser Yogastil verfügt über eine große Bandbreite an Atem- und Körperübungen und lehrt den Übenden, bewusst und achtsam gegenüber sich selbst zu sein.

Kundalini Yoga ist ideal für Menschen, die mitten im Leben stehen, denn es hilft, die täglichen Anforderungen tatkräftig, gelassen und besonnen zu meistern. Das Ziel dieser Sensibilitäts- und Selbstschulung ist die nachhaltige Balance von Körper, Geist und Seele, die durch die verschiedenen Aspekte des Yoga bewirkt wird: Haltung, Bewegung, Konzentration, Atemführung, Meditation und gesunde Lebensführung. Durch die Verbindung dieser

Yoga hilft, den Alltag gelassen zu meistern

Elemente führt Kundalini Yoga auf einzigartige Weise zu einer bewussten Wahrnehmung, einem belastbaren Körper und einem klaren Geist.

Kundalini Yoga stammt aus Nordwestindien und hat eine Tradition, die mehrere Jahrtausende zurückreicht. Seine Wirksamkeit als Methode zur Gesunderhaltung und Heilung wird zunehmend wissenschaftlich nachgewiesen. Bei Stress, seelischer Anspannung und körperlichen Beschwerden stellt Kundalini Yoga eine effiziente und schnell wirkende Entspannungs- und Harmonisierungstechnik dar. Menschen, die frustriert und sich selbst entfremdet sind, können durch Yoga ihre ganze Lebenseinstellung ändern.

Mit Yoga die eigene Mitte wiederfinden

Yoga beruhigt und stärkt die Nerven, verbessert den Schlaf, senkt den Blutdruck, erhöht die Immunabwehr und führt zu mehr Gelassenheit und einem tief empfundenen Wohlbefinden. Aufgrund der im Vergleich zu anderen Yogaarten oft einfacheren Grundhaltungen kann Kundalini Yoga von Menschen jeden Alters und jeder körperlichen Verfassung ausgeübt werden. Seine wohltuende Wirkung ist schnell spürbar.

Natürlich können Yoga und dieser Ratgeber Ihre Lebens- und Arbeitssituation nicht komplett verändern. Doch wenn Sie Yoga dauerhaft in Ihr Leben integrieren, wird es sich wandeln. Das ist ein Versprechen. Nehmen Sie sich am besten täglich Zeit, um die positive Wirkung der Atem- und Körperübungen zu erfahren. Beginnen Sie Ihr Programm, indem Sie fünf bis zehn Minuten lang und tief atmen, um mental ganz bei sich anzukommen. Sie können den Yogaatem erst im Liegen, dann im Sitzen üben. Je nachdem, wie Sie sich fühlen, können Sie noch einige Yoga-Quickies einbauen, die zu Ihrer jeweiligen Situation passen, oder diese – je nach Bedarf – über den Tag verteilt auch einzeln machen. Die Vorbereitungsübungen aus dem Anti-Stress-Programm dauern ebenfalls rund zehn Minuten, die eigentliche Kriya nimmt etwa zwölf Minuten in Anspruch. Meditieren Sie dann für acht bis elf Minuten und entspannen Sie sich elf Minuten lang mit dem Power-Schlaf. Wenn Sie wenig Zeit haben, beginnen Sie mit dem Yogaatem (etwa fünf Minuten), machen dann die Kriya, außerdem eine fünfminütige Meditation und schließen mit weiteren fünf Minuten Tiefenentspannung.

Tipps: Yogaübungen sollten nie mit vollem Magen praktiziert werden. Am besten ist es, ein bis zwei Stunden nach dem Essen zu üben. Schmerzen, besonders im unteren Rücken, sollten beim Üben nicht auftreten. Anstrengung oder ungewohnte Empfindungen sind zulässig. Wenn Sie mit viel Hingabe üben, erzielen Sie bessere Ergebnisse. Schließen Sie jede Übung bewusst ab, sammeln Sie sich einen Moment und nehmen Sie wahr, wie es Ihnen geht.

Üben Sie regelmäßig und achten Sie darauf, zu entspannen. Dann kann Ihnen der Stress nichts mehr anhaben.

Atemübungen – den Stress wegatmen

Yogi Bhajan, der Yogameister, der Kundalini Yoga vor über vierzig Jahren in den Westen brachte, sagte einmal: „Es ist dein Geburtsrecht, gesund, glücklich und ganzheitlich zu leben." Das klingt beinahe nach einem schwer zu haltenden Werbeversprechen – wie soll man das schaffen in einer immer schneller werdenden Welt voller Hektik und Umbrüche, geprägt von Globalisierung und Vereinzelung, die jedem von uns immer mehr abverlangt? Ein Schlüssel dazu ist der Atem. Das Wort Atem kommt vom altindischen „atman", das Seele, Hauch bedeutet. Über unseren Atem stehen wir in Verbindung mit unserer Seele.

Bewusst atmen – gesund und glücklich leben

Die meisten Menschen atmen heutzutage nicht tief genug, zudem unregelmäßig und nicht bewusst. Der Grund dafür liegt oftmals in Verspannungen, seelischem Ungleichgewicht und falschen Gewohnheiten. Dadurch wird nur ein Bruchteil des Atemvolumens, das bei voller Zwerchfellatmung möglich wäre, genutzt. Geraten wir unter Druck und in Stress, wird der Atem zumeist noch flacher und bewegt sich nur noch im oberen Bereich des Brustkorbs, weil der Bauch angespannt ist: Es könnte ja – im übertragenen Sinne – ein Schlag in den Bauch erfolgen.

Also sind wir noch verspannter, ohne Kontakt zu unserer Mitte und unseren Gefühlen, denn der Bauch gilt seit jeher als Sitz der Emotionen. Bei fast allen Menschen sind drei Körperregionen verspannt: der Bauch aus Angst vor der Zukunft und dem zu erwartenden Schlag dorthin; die Schultern aufgrund der selbst auferlegten Bürde, die es zu tragen gilt; und das Gesicht aus Furcht vor der Gegenwart, denn dort zeigen wir eine Maske, damit anderen unsere wahren Empfindungen verborgen bleiben.

Lernen wir jedoch, lang und tief zu atmen, wie im Kundalini Yoga üblich, verbinden wir uns wieder mit unserer Seele. Gleichzeitig lassen wir Angst, Ärger und Anspannung los und ermöglichen der Lebensenergie Prana wieder zu fließen. Prana nehmen wir mit jedem Atemzug auf. Je besser die Luft ist, z.B. am Meer, im Wald oder in der freien Natur, umso mehr Prana ist enthalten. Doch auch wenn Sie im klimatisierten Büro oder in Ihrer Stadtwohnung sind, können Sie über langen, tiefen Atem mehr stresslösendes Prana empfangen als bei der üblichen, flachen Atmung. Die Beherrschung (Yama) der Lebensenergie durch Atemübungen nennt man Pranayama.

Anspannung und Ärger einfach loslassen

Die Anti-Stress-Atmung

Die Anti-Stress-Atmung wirkt entspannend, beruhigend und zentrierend. Sie löst Blockaden und aktiviert den Energiefluss.

Bei regelmäßiger Durchführung entwickelt sich mit der Zeit ein größeres Lungenvolumen (Vitalkapazität). Normalerweise atmet ein erwachsener, untrainierter Mensch etwa einen halben bis eineinhalb Liter Luft pro Atemzug ein und aus. Weitere eineinhalb Liter Luft bleiben stets als Reservevolumen in der Lunge. Die maximale Leistung bei tiefer Ein- und Ausatmung ist auf drei bis vier Liter steigerbar. Damit erhöht und verbessert sich die Funktion der Lunge. Dies wiederum führt zu einer höheren Sauerstoffsättigung des Blutes – für den Yogi bedeutet das mehr zur Verfügung stehende Energie und mehr Klarheit. Außerdem reguliert die Anti-Stress-Atmung den Säure-/Basenwert des Körpers und macht damit in anstrengenden Situationen handlungsfähiger. Sie wirkt antidepressiv, weil die Produktion von Endorphinen angeregt wird, und vermindert Unsicherheit und Angst. Sie hilft, die eigene Negativität und Emotionalität zu kontrollieren.

Der Geist wird klarer, der Körper handlungsfähiger

Heilungsprozesse werden durch sie beschleunigt und sie stärkt das elektromagnetische Feld (Aura), das vor Krankheiten, Unfällen und negativen Einflüssen schützt.

- Setzen Sie sich aufrecht und ohne sich anzulehnen auf einen Stuhl. Sie können auch in der einfachen Haltung, also mit gekreuzten Beinen, auf dem Boden sitzend üben. (Dabei ist es unwichtig, ob Sie im Schneidersitz sitzen oder die Füße voreinander auf den Boden legen; sind Sie sehr flexibel, können Sie sogar Ihre Füße auf die Oberschenkel legen.) Genauso möglich ist ein Sitzen mit ausgestreckten Beinen.

- Die Wirbelsäule ist gestreckt, der Nacken lang. Stellen Sie sich vor, dass an Ihrem Scheitelpunkt ein Faden befestigt ist, der Sie aufrecht hält, ohne dass Sie sich anstrengen müssen.
- Lockern Sie das Gesicht, indem Sie einige Grimassen schneiden und dann den Unterkiefer entspannt hängen lassen.
- Sie können ein Kissen unter das Gesäß legen, um die untere Wirbelsäule zu entspannen.
- Konzentrieren Sie sich auf Ihren Körper und entspannen Sie alle Muskeln, die jetzt nicht benötigt werden, besonders die Beine und den Bauch.
- Bringen Sie Daumen und Ringfinger an den Fingerkuppen zusammen. Diese Handhaltung nennt sich Surya Mudra. Mudras sind Handhaltungen, die Energien kanalisieren. Der Daumen steht für das Ego, der Ringfinger ist mit der Sonne verbunden und steht für Energie und Vitalität.

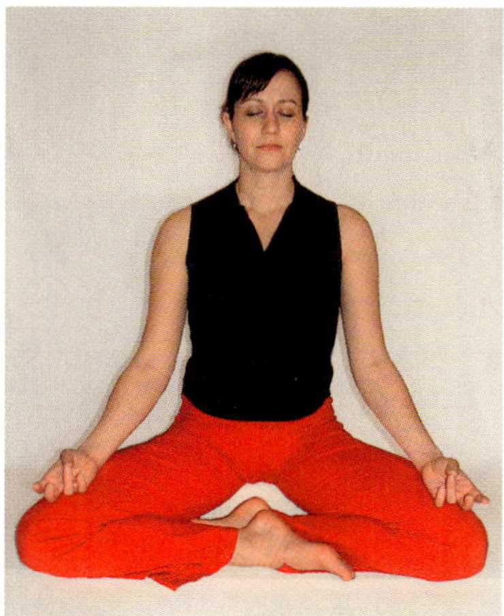

- Schließen Sie die Augen und konzentrieren Sie sich auf das dritte Auge, einen Punkt, der zwischen und etwas oberhalb der Augenbrauen liegt. Im Yoga gilt das dritte Auge als Sitz der Intuition und Weisheit.
- Der Atem fließt nur durch die Nase ein und aus.

Einatmen

- Lassen Sie den Atem nun langsam durch die Nase einströmen. Entspannen Sie die Bauchmuskeln und spüren Sie, wie der Bauch sich beim Einatmen immer weiter vorwölbt. Geben Sie Ihrem Atem ganz viel Raum, machen Sie sich weit, weich und rund. Dabei drückt der kuppelförmige Zwerchfellmuskel nach unten in den Bauchraum.
- Heben Sie die Rippen und spüren Sie, wie der Brustkorb sich zu den Seiten weitet.
- Heben Sie Brustbein und Schlüsselbeine an. Diese Phase ist oft nur noch minimal spürbar.

Ausatmen

- Atmen Sie anschließend wieder vollständig aus, während Sie das Brustbein sinken lassen.
- Senken Sie die Rippen und spüren Sie, wie der Brustkorb flach wird.
- Entspannen Sie das Zwerchfell und achten Sie darauf, alle Restluft vollständig auszuatmen!

- Atmen Sie mindestens drei Minuten auf diese Art und Weise weiter. Lassen Sie dabei Ihre Schultern und den Nacken locker. Ihre Atmung wird sich immer mehr vertiefen und verlangsamen, je länger und öfter Sie üben.
- Zum Beenden öffnen Sie die Augen, schütteln die Hände und Beine aus, bringen die Arme über den Kopf und recken und strecken sich.

Tipp 1: Im Yoga gibt es eine Technik, mit der wir das Gedankenkarussell in unserem Kopf zur Ruhe bringen können. Während der Körper entspannt, neigt unser Geist dazu, uns ständig die Welt erklären zu wollen. Daher empfiehlt es sich, ein Konzentrationswort (Mantra) zu verwenden, mit dem wir keine Bilder verbinden. Denken Sie „SAT“ beim Einatmen und „NAM“ beim Ausatmen (gesprochen „saaat naaam“) und beruhigen Sie Ihren gestressten Geist durch diesen Klangstrom. „Sat Nam“ bedeutet „wahre Identität“ bzw. „Ich bin wahrhaftig“.

Besinnen Sie sich auf Ihr wahres Selbst

Tipp 2: Sie können den Ablauf der Anti-Stress-Atmung auch im Liegen üben. Legen Sie sich dazu auf einer Yogamatte oder einer gefalteten Decke auf den Boden und lassen Sie die Füße locker auseinanderfallen. Die Bauchmuskeln sind entspannt. Legen Sie die Hände auf den Bauch (oder eine auf den Bauch, die andere auf die Rippen) und fühlen

Spüren Sie Ihrem Atem nach

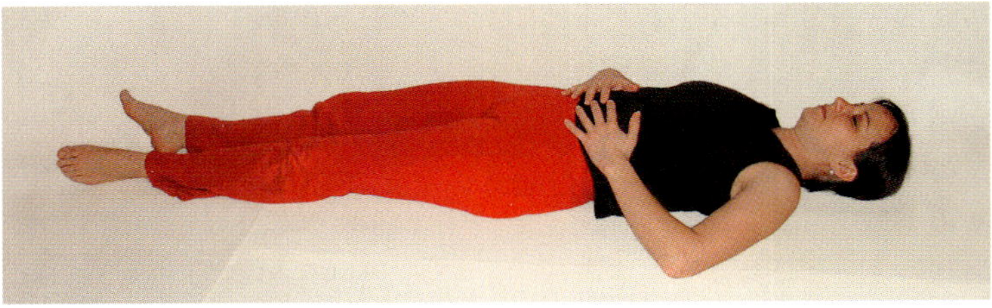

Sie, wie der Atem in die verschiedenen Atemräume – Bauch, Rippenraum, Brustbein – fließt.

Machen Sie diese grundlegende Anti-Stress-Atemübung mehrmals täglich und vor allem dann, wenn Sie sich besonders gestresst fühlen und eigentlich überhaupt keine Zeit haben. Mein Yogalehrer Satya Singh hat einmal gesagt, wenn wir es schaffen würden, den ganzen Tag auf diese Art und Weise zu atmen, wären all unsere persönlichen Probleme gelöst …

Die Wechselatmung

Die Energie wieder zum Fließen bringen

Stress entsteht, wenn nicht genügend Energie zur Verfügung steht und der von außen kommende Zeit- und Leistungsdruck den Energiefluss im Körper hemmt. Mit der Wechselatmung öffnen Sie die beiden Hauptenergiekanäle (Nadis, vergleichbar mit den Meridianen der Traditionellen Chinesischen Medizin), die in der Nase beginnen.

Die Atmung durch das linke Nasenloch stimuliert Ida, den Nadi links der Wirbelsäule, der die reinigende Energie Apana führt und mit der Mondseite des Körpers verbunden ist. Ida steht für Intuition, Weisheit und Entspannung, für Fingerspitzengefühl und Feinsinn. Die alleinige Atmung durch das linke Nasenloch senkt den Blutdruck, wirkt schlaffördernd und beruhigend.
Die rechtsseitige Nasenlochatmung regt den Nadi mit Namen Pingala an, der rechts der Wirbelsäule verläuft. Dieser Energiekanal führt die nährende Energie Prana, ist mit der Sonnenseite des Körpers verbunden, sorgt für Energie und Tatkraft, fördert Klarheit und Ratio. Atmet man nur durch das rechte Nasenloch, wird man wacher, aufmerksamer und konzentrierter.

- Begeben Sie sich wieder in eine aufrechte Sitzposition; entweder auf einem Stuhl oder mit gekreuzten Beinen auf dem Boden.
- Spüren Sie Ihre Wirbelsäule und denken Sie an einen Faden, der an Ihrem Scheitelpunkt befestigt ist und Sie aufrecht hält.
- Schließen Sie die Augen und konzentrieren Sie sich

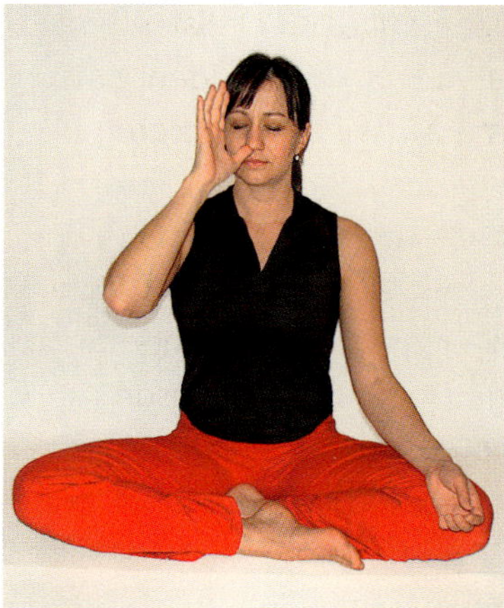

auf das dritte Auge. Halten Sie mit dem rechten Daumen das rechte Nasenloch zu, während die übrigen Finger wie Antennen nach oben zeigen. Atmen Sie tief und langsam durch das linke Nasenloch ein.

- In der kleinen Atempause, die dem Einatmen physiologisch folgt, bringen Sie den rechten kleinen Finger an das linke Nasenloch und halten es zu, während Sie gleichzeitig den Daumen lösen und durch das rechte Nasenloch ausatmen.
- Atmen Sie dann gleich wieder durch das rechte Nasenloch ein, wobei der kleine Finger die linke Seite weiterhin verschließt.
- Wechseln Sie dann wieder die Finger – mit dem rechten Daumen das rechte Nasenloch verschließen, während Sie gleichzeitig den kleinen Finger vom linken Nasenloch lösen und dieses öffnen – und atmen Sie links aus.
- Dann gleich wieder links einatmen.
- Wechseln und rechts ausatmen.
- Praktizieren Sie diesen Wechselatem fünf Minuten lang. Er kann wahlweise mit der rechten oder linken Hand ausgeführt werden; lassen Sie sich von Ihrer Intuition leiten.
- Bleiben Sie danach noch einen Moment mit geschlossenen Augen sitzen, lassen Sie die Hände in den Schoß sinken, wobei die rechte Hand in der linken ruht und die Daumen sich an den Spitzen berühren. Spüren Sie einfach in sich hinein, nehmen Sie wahr, wie es Ihnen geht – möglichst ohne zu beurteilen.

Tipp: Möchten Sie nur einen der beiden Nadis fördern, atmen Sie isoliert für drei Minuten durch das gewünschte Nasenloch, indem Sie das andere Nasenloch mit dem Daumen zuhalten. Die Atmung sollte genauso lang, tief und bewusst ablaufen wie bei der Anti-Stress-Atmung beschrieben.

Der Feueratem

Nerven, Körper und Geist stärken

Der Feueratem ist eine schnelle, rhythmische, blasebalgähnliche Bauchatmung. Er wirkt reinigend und bringt Energie in Kopf und Hände. Besonders in herausfordernden Situationen, wenn Zeit- und Arbeitsdruck hoch sind, wirkt der Feueratem unterstützend, denn er regt den Solarplexus dazu an, natürliche Energie freizusetzen und durch den Körper fließen zu lassen. Der Feueratem stärkt „zittrige Nerven", erhöht das Spannungspotenzial des Nervensystems und stimuliert den Nabelpunkt, um geistige und körperliche Ausgeglichenheit zu schaffen. Er reinigt den Körper von den negativen Auswirkungen von Alkohol, Tabak und Koffein und entfernt Ablagerungen aus Lunge, Schleimhäuten, Blutgefäßen und Zellen. In einer akuten Stresssituation hilft er dabei, die Kontrolle über die eigenen Reaktionen wiederzugewinnen.

Ursprünglich nutzten die alten Yogis den Feueratem, um ihre physische Ausdauer zu stärken und so einer Überlebens- und Kampfsituation gewachsen zu sein. Da die moderne Arbeitswelt, genauso wie das anstrengende Leben mit Kindern, oft einem

Überlebenskampf im Dschungel gleicht, hilft der Feueratem auch hier. Es empfiehlt sich, langsam zu beginnen und die Geschwindigkeit allmählich zu steigern. Es ist übrigens ganz normal, wenn Sie den Feueratem zunächst als anstrengend und schwierig empfinden. Halten Sie durch, denn er eignet sich wunderbar zur Nervenstärkung bei Stress!

- Nehmen Sie eine aufrechte Sitzposition ein.
- Bilden Sie ein leichtes Doppelkinn, indem Sie das Kinn zurückziehen und den Nacken so strecken, dass er mit der Wirbelsäule eine Gerade bildet. Halten Sie den Kopf während der Atemübung aufrecht, um zu vermeiden, dass ein Schwindelgefühl auftritt.

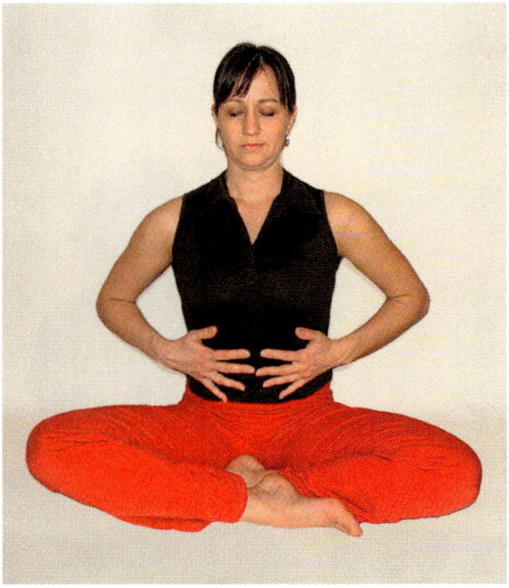

- Legen Sie die Handflächen auf den Bauch.
- Atmen Sie schnell und ruckartig ein und drücken Sie dabei die Bauchdecke nach vorn.
- Atmen Sie genauso schnell und kräftig wieder aus und ziehen Sie den Bauch ein.

- Atmen Sie einige Minuten so weiter, lassen sich pro Atemzyklus etwa sechs Sekunden Zeit.
- Spüren Sie der Atmung einen Moment nach, die Hände liegen entspannt auf den Knien.
- Wiederholen Sie den Feueratem. Erhöhen Sie allerdings allmählich die Atemfrequenz, bis Sie für das Ein- und Ausatmen etwa eine Sekunde benötigen und so ein schneller, „hechelnder" Rhythmus entsteht. Stellen Sie dabei sicher, dass Sie korrekt den Bauch einziehen und wieder vorstrecken!
- Üben Sie insgesamt nicht mehr als fünf Minuten, aber wiederholen Sie den Feueratem täglich, bis Sie den Ablauf beherrschen.

Tipp: Falls Ihnen schwindelig wird, nehmen Sie einige lange tiefe Atemzüge zwischendurch und konzentrieren Sie sich mehr auf die Ausatmung, lassen Sie die Einatmung einfach geschehen.

Yoga-Quickies – schnelle Hilfe im Alltag

Verspannungen lösen, Nervensystem stärken

Yoga-Quickies sind schnell durchführbare Übungen für Körperbereiche, die besonders leicht verspannen, sowie Positionen (Asanas), die das Nervensystem und die Aura kräftigen und stärken. Sie lassen sich auch in einen zeitlich straffen Tagesablauf integrieren und besonders bei sitzenden Tätigkeiten immer mal wieder zwischendurch machen. Probieren Sie alle Übungen aus und trainieren Sie sie, sodass Sie dann je nach Situation den passenden Yoga-Quickie auswählen können!

Schultern heben

Stress und Anspannung setzen sich häufig im Nacken und bei der Halswirbelsäule fest. Dort spüren Sie die Last all Ihrer Sorgen. Diese Übung hilft Ihnen dabei, Schultern und Nacken zu entspannen und loszulassen, was Sie belastet.

- Sitzen Sie entspannt auf der Stuhlkante, die Füße sind schulterbreit auf dem Boden aufgestellt. Falls Sie Schuhe mit hohen Absätzen tragen, ist es sinnvoll, diese auszuziehen. Noch besser ist es, auf Strümpfen oder barfuß zu üben.

- Unter- und Oberschenkel bilden rechte Winkel zueinander, Oberschenkel und Rumpf ebenso.
- Die Hände ruhen entspannt mit den Handflächen nach unten auf den Oberschenkeln.
- Spüren Sie Ihre Wirbelsäule, indem Sie sich aufrichten und den Nacken strecken.
- Schließen Sie die Augen und konzentrieren sich auf das dritte Auge.
- Öffnen Sie den Mund ganz leicht.
- Atmen Sie durch die Nase ein und ziehen dabei die Schultern so weit es geht zu den Ohrläppchen.
- Atmen Sie anschließend durch Mund und Nase aus und lassen Sie die Schultern fallen.
- Denken Sie beim Einatmen „los“ und beim Ausatmen „lassen“.
- Üben Sie drei Minuten lang.
- Zum Beenden atmen Sie noch einmal ein, ziehen die Schultern

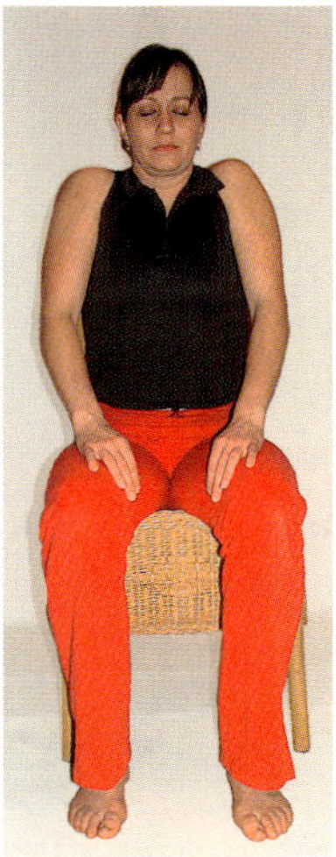

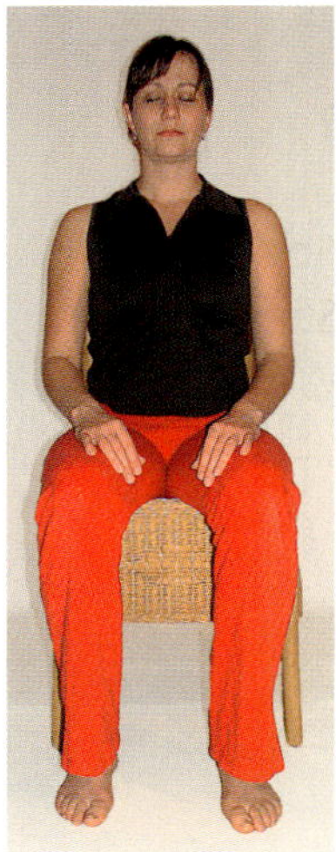

so weit es geht nach oben und halten diese Position einen Moment. Dann atmen Sie ganz langsam aus und lassen die Schultern in Zeitlupe sinken. Spüren Sie, wie sich alle Bürden auflösen.

- Natürlich ist die Übung ebenfalls in anderen aufrechten Sitzpositionen möglich; z.B. in der einfachen Haltung oder dem Fersensitz.

Schultern kreisen

Diese Übung ergänzt in ihrer Wirkung die vorangegangene und löst Anspannungen der Schultermuskulatur sowie Kalziumablagerungen in den Schultergelenken.

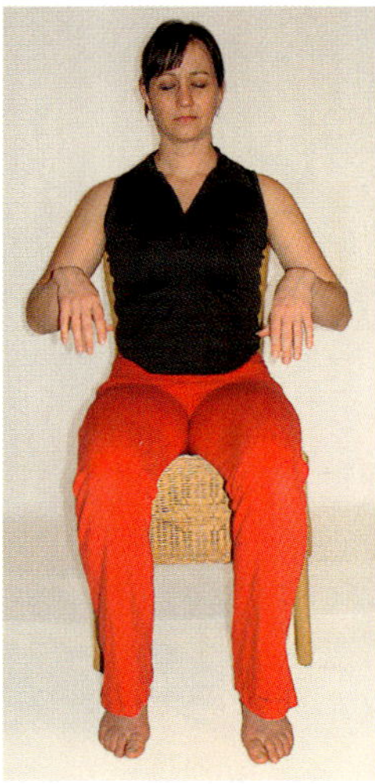

- Beginnen Sie in derselben Ausgangsposition wie beim Heben der Schultern. Die Unterarme sind jedoch locker angewinkelt und die Hände hängen entspannt in Pfötchenhaltung herab. Atmen Sie durch die Nase ein. Gleichzeitig lassen Sie die Arme über vorne nach oben kreisen.
- Mit dem Ausatmen bringen Sie die Schultern über hinten nach unten. Dabei schieben Sie die Schulterblätter zusammen.

- Wechseln Sie das Auf- und Abwärtskreisen in einer fließenden Bewegung ab.
- Öffnen Sie dabei die Ellbogen mehr und mehr zu den Seiten und heben Sie die Hände, während die Arme einen immer größeren Bogen beschreiben.

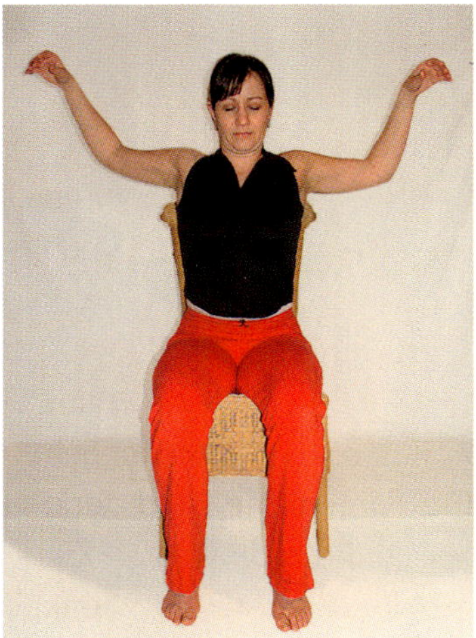

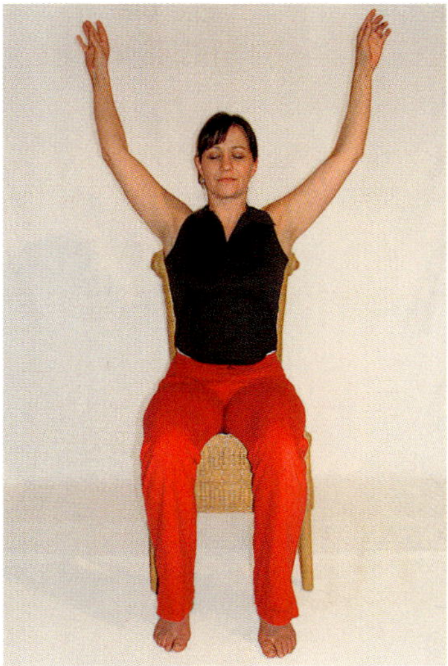

- Versuchen Sie dann, die Arme ganz zu strecken. Atmen und kreisen Sie dabei weiter.
- Lassen Sie die Arme im Bewegungsfluss allmählich wieder sinken und die Übung ausklingen.
- Zum Schluss spüren Sie mit geschlossenen Augen der Bewegung nach, die Hände ruhen auf den Oberschenkeln.

Die Beckenschaukel

Rückenschmerzen sind häufig durch Stress und Anspannung verursacht. Sitzende und einseitige Tätigkeiten, zu wenig Bewegung und die im Laufe des Lebens fortschreitende Muskelerschlaffung führen oft zu Beschwerden im Bereich der Lendenwirbelsäule. Die Beckenschaukel ist eine einfache Übung zur Kräftigung des unteren Rückens und Aufrichtung des Beckens.

- Sitzen Sie aufrecht auf der Stuhlkante. Die Augen sind geschlossen und die Aufmerksamkeit ist nach innen gerichtet.
- Spüren Sie Ihre Sitzbeinhöcker – die beiden Knochen im Gesäß – und verteilen Sie Ihr Gewicht gleichmäßig auf diese.

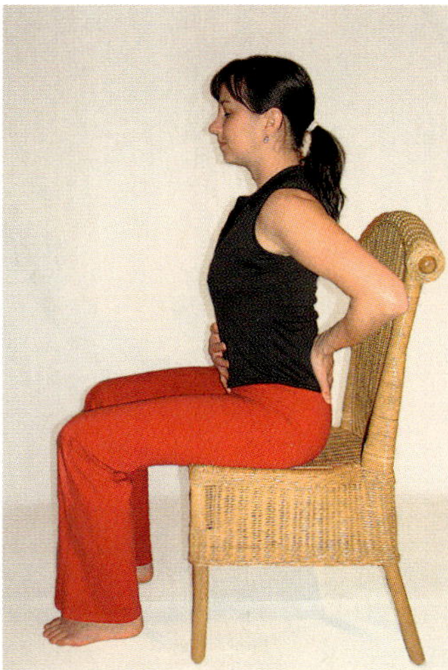

- Legen Sie eine Hand auf den Bauch, die andere auf das Kreuzbein. Der Nacken ist gestreckt, das Kinn leicht angezogen.
- Atmen Sie tief ein, dabei wird der Bauch rund.
- Atmen Sie vollständig aus und ziehen Sie dabei den Bauch fest ein. Gleichzeitig spannen Sie den Beckenboden

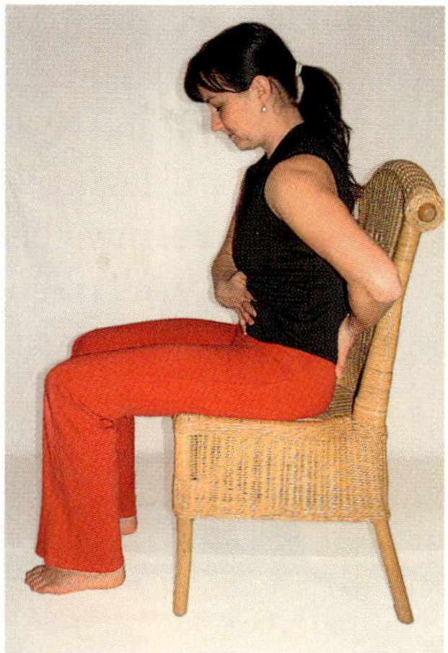

an (ein Gefühl, als müssten Sie dringend zur Toilette und würden einhalten) und ziehen die Sitzbeinhöcker zusammen. Ihr Kopf neigt sich nach vorne und unten.

- Abwechselnd einatmen, locker lassen und ausatmen, anspannen. Dabei entsteht eine minimale Schaukelbewegung des Beckens.
- Üben Sie drei Minuten lang.
- Zum Beenden der Übung die Hände im Schoß entspannen und der Bewegung achtsam nachspüren.

Der Baum

Der Baum fördert nicht nur den Gleichgewichtssinn und die Konzentration, sondern er trainiert auch die Beinmuskeln und das Becken. Er hilft Ihnen, fest verwurzelt zu stehen und den Stürmen des Lebens gelassen zu begegnen.

- Im Stehen verlagern Sie Ihr Gewicht allmählich auf das rechte, leicht gebeugte Bein und lösen den linken Fuß, sodass nur noch die Zehen den Boden berühren.

- Die Augen sind geöffnet. Suchen Sie sich einen optischen Halt, indem Sie einen Punkt auf dem Boden, etwa zwei Meter vor Ihnen, fixieren. Später, wenn Sie die Übung gut beherrschen, können Sie auch versuchen, sich auf das dritte Auge zu konzentrieren.
- Versuchen Sie das Gleichgewicht zu halten, während Sie den linken Fuß – je nach Beweglichkeit – entweder an die rechte Wade, die Innenseite des rechten Oberschenkels oder in die rechte Leistenbeuge bringen.

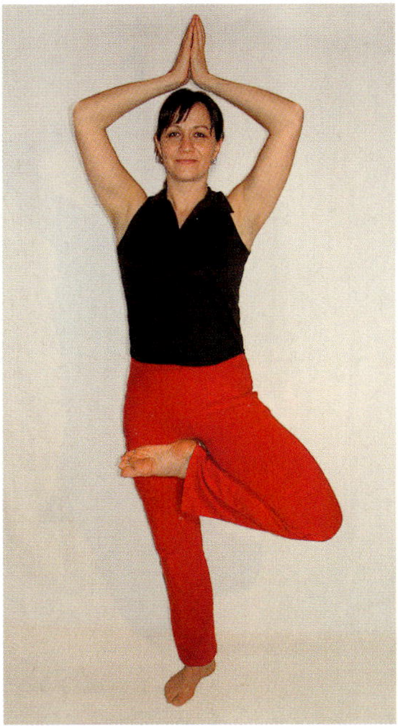

- Atmen Sie langsam und ruhig.
- Heben Sie beide Arme über die Seiten nach oben und legen Sie Ihre Hände mit gestreckten Fingern aneinander. Der ganze Körper ist gerade und hoch aufgerichtet.
- Halten Sie die Position für zwei Minuten.
- Lösen Sie sich langsam aus der Haltung und wechseln Sie die Seite.

Der Energie-Lift (Sat Kriya)

Stress zeigt sich nicht nur in dem Gefühl, ständig unter Strom zu stehen, sondern kann sich auch durch Müdigkeit und anhaltende Erschöpfung äußern. Sat Kriya ist eine sehr wirkungsvolle und mächtige Übung zur Erhöhung der Energie. Sie wirkt bewusstseinsverändernd und sollte nicht von Kindern praktiziert werden.

- Die beste Position für diese Übung ist der Fersensitz; dabei winkeln Sie die Beine an und setzen sich auf Ihre Fersen. Sie können auch ein (Meditations-)Kissen zwischen Ober- und Unterschenkel legen. Alternativ ist auch das Sitzen auf einem Stuhl möglich.
- Bringen Sie die Hände über dem Kopf zusammen. Die Finger sind verschränkt und die Zeigefinger ausgestreckt aneinander gelegt. Die Arme sind gestreckt, die Oberarme liegen möglichst nah an den Ohren.
- Lassen Sie die Schultern nach unten sinken.

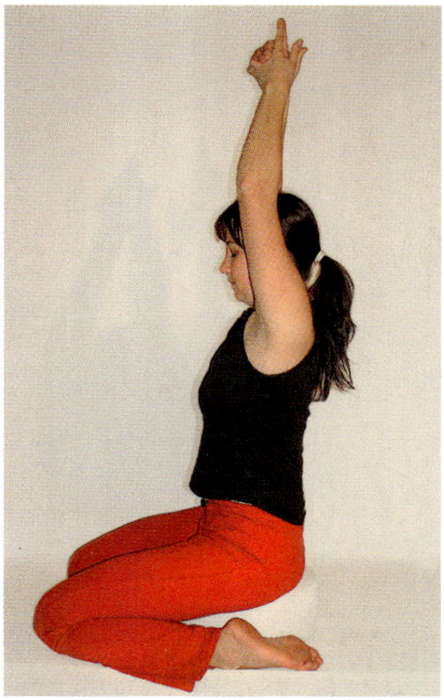

- Arme und Wirbelsäule sind in einer Linie, die Konzentration ruht auf dem dritten Auge.
- Sagen Sie laut „SAT", gleichzeitig ziehen Sie den Bauch ruckartig und fest ein, so als wollten Sie den Bauchnabel wie einen Druckknopf zur Wirbelsäule bringen.
- Sagen Sie dann laut „NAM" und entspannen Sie den Bauch wieder.
- Die Atmung passt sich automatisch an.
- Üben Sie rhythmisch für drei bis fünf Minuten, wobei ein Zyklus etwa fünf Sekunden dauert.
- Zum Schluss atmen Sie tief ein und strecken sich noch einmal intensiv. Dann atmen Sie vollständig aus, halten den Atem an, so lange Sie können, ziehen den Bauch fest ein und spannen den Beckenboden an. Diese muskuläre Körperschleuse heißt Mulbandh und bringt die Energie nach oben. Die durch die Übung aktivierte Energie strömt die Wirbelsäule hinauf, bis hoch in Ihren Kopf und in die Aura.
- Mit dem Einatmen nehmen Sie die Arme in einem weiten Bogen über die Seiten nach unten und bleiben für zwei Minuten still und unbeweglich sitzen.

Power-Schlaf – Auftanken in elf Minuten

Müdigkeit führt zu einem schlechteren Gedächtnis, mangelnder Aufmerksamkeit, Reizbarkeit und Überreaktionen. Wer chronisch müde ist, ist stressanfälliger und umgekehrt: Wer sich ständig ausgelaugt und überfordert fühlt, ist müde und kaputt. Diese kurze Tiefenentspannung, die sowohl im Liegen als auch im Sitzen durchgeführt werden kann, hilft gegen Schlappheit und Tagesmüdigkeit, sie macht leistungsfähiger, fitter und verbessert die Laune. Durch den Power-Schlaf gelangen Organe und Körpersysteme in einen tiefen Ruhezustand, sodass die regenerativen Mechanismen des Körpers ablaufen können.

- Stellen Sie einen Wecker auf elf Minuten.
- Legen Sie sich auf einer Yogamatte oder einer gefalteten Decke auf den Boden. Schieben Sie sich bei Bedarf ein kleines Kissen unter den Kopf und decken Sie sich – je nach Temperatur – leicht oder wärmer zu. Dabei fallen die Füße locker auseinander und die Arme liegen neben dem Körper mit den Handflächen nach oben. Die Augen sind geschlossen, der Atem fließt ein und aus. Falls es Ihnen nicht möglich sein sollte, sich hinzulegen, machen Sie es sich auf Ihrem Bürostuhl bequem.

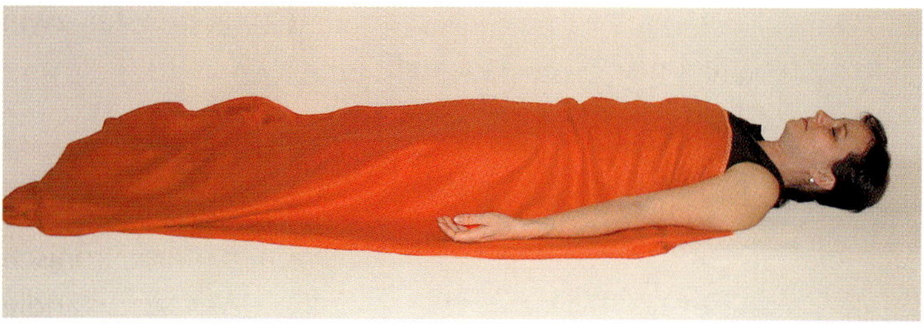

- Spüren Sie den Atem ganz natürlich ein- und ausströmen; versuchen Sie nicht, Ihren Atem zu beeinflussen, sondern beobachten Sie, wie sich die Bauchdecke hebt und senkt.
- Lassen Sie mit jedem Ausatmen Spannungen los. Mit dem Einatmen nehmen Sie neue Energie auf, mit dem Ausatmen geben Sie verbrauchte Energie ab.
- Der Körper sinkt mehr und mehr zu Boden (oder auf den Stuhl). Lassen Sie sich tragen.
- Wandern Sie durch Ihren Körper und entspannen Sie nacheinander alle Körperteile, indem Sie sie gedanklich benennen („Ich lasse die Füße los, die Waden, Knie, Oberschenkel … Ich entspanne Gesäß, Becken, Bauch, Brust, Wirbelsäule …").
- Wenn der ganze Körper entspannt ist, stellen Sie sich einen Ort vor, an dem Sie vollkommen glücklich sind. Malen Sie ihn sich in allen Einzelheiten aus: Wie sieht es dort aus, wie riecht es, wie ist das Licht, was hören und spüren Sie …?
- Zaubern Sie ein Lächeln auf Ihr Gesicht und genießen Sie das Glücksgefühl.
- Wenn die Zeit um ist, nehmen Sie ein paar tiefe Atemzüge, räkeln, dehnen und strecken sich. Bewegen Sie den Körper intuitiv, um ganz zurückzukommen.

Das Anti-Stress-Programm – dem Burnout-Syndrom vorbeugen

Allzu hohe Ansprüche machen krank

Wer ständig frustriert ist, seine Ziele nicht erreicht und seine überhöhten Erwartungen an die eigene Leistung nicht erfüllt, kann an einem Burnout-Syndrom erkranken. Die Symptome – wie Depressionen, Kopfschmerzen, Migräne, Magenkrämpfe, Schlaflosigkeit, Herzbeschwerden, chronische Müdigkeit und verminderte Immunabwehr – sind vielfältig und individuell unterschiedlich. Typisch sind auch Schuldgefühle, etwa der Eindruck, sich in seinem Beruf oder der Familie nicht genügend einzubringen.

Es ist nicht leicht, vom Stressopfer zum Lebenskünstler zu avancieren – doch es ist möglich, dieselben Umstände und Probleme, die andere in Seelenqualen und Selbstzerstörung stürzen, als Sprungbrett in ein selbstbestimmtes Leben mit größerer Bewusstheit und Leistungsfähigkeit zu nutzen. „Es gibt keinen Weg zur Glückseligkeit, Glückseligkeit ist der Weg", lautet eine indische Weisheit. Yoga ist ein Weg zum eigenen Selbst, eine Wanderung zurück zu dem, was Sie unter den Alltagsschichten wirklich ausmacht.

Regelmäßiges Üben macht Sie gegen Stress immun

Wenn Sie stressige Situationen entschärfen und langfristig gegen Stress immun werden wollen, ist es wichtig, regelmäßig und kontinuierlich zu üben. Die folgenden Übungen bilden eine Einheit und sollten möglichst dreimal pro Woche praktiziert werden, entweder morgens oder abends. Dafür sollten Sie sich einen ruhigen, ungestörten Platz in Ihrer Wohnung suchen. Legen Sie eine Iso- oder Yogamatte auf den Boden, dazu mehrere Kissen sowie eine leichte Decke und halten Sie stilles Wasser zum Trinken bereit. Viel Trinken unterstützt den Abbau von Schlacken und Spannungen. Tragen Sie bequeme, möglichst helle Baumwollkleidung – dies unterstützt die Aura. Üben Sie mit Geduld und Gelassenheit.

1. Vorbereitungsübungen

a) Haptische Körperwahrnehmung

Mit dem Erspüren des Körpers über die Handflächen bauen Sie Spannungen ab. Zudem lösen Sie das schwere und schlappe Gefühl in den Muskeln, das entsteht, wenn die stressbedingte Adrenalinausschüttung nicht durch Bewegung abgebaut wird.

- Stellen Sie sich aufrecht hin, die Füße stehen schulterbreit auseinander, die Knie sind weich.
- Schließen Sie die Augen und spüren Sie in Ihren Körper hinein. Nehmen Sie wahr, was ist – wo es schmerzt, zieht

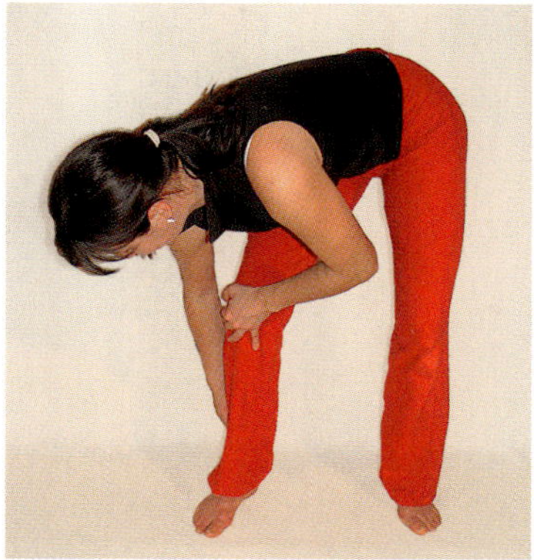

oder sich angespannt anfühlt, welche Körperregionen sich gut oder neutral anfühlen.

- Lassen Sie dann die Handflächen über den Körper wandern: nicht mit einer streichelnden Bewegung, sondern indem Sie die Handflächen mit leichtem Druck auflegen und nach ein bis zwei Sekunden wieder lösen. Erspüren Sie auf diese Weise Zentimeter für Zentimeter Ihren Körper, vom Scheitel bis zu den Zehen.
- Legen Sie die Hände zum Schluss spontan auf einen Bereich, der besonders viel Energie benötigt. Atmen Sie in die Hände und diese Stelle. Lösen Sie dann die Hände und schütteln Sie sie aus.

b) Vorbeuge mit Aufrollen

- Diese Übung stärkt die Lendenwirbelsäule und mobilisiert die gesamte Wirbelsäule. Spannungen manifestieren sich oft im Rücken und in den Schultern, weil Sie dort – bildlich gesprochen – Ihre Lasten tragen. Durch diese Übung können Sie die auf Ihnen lastenden Bürden abgeben.

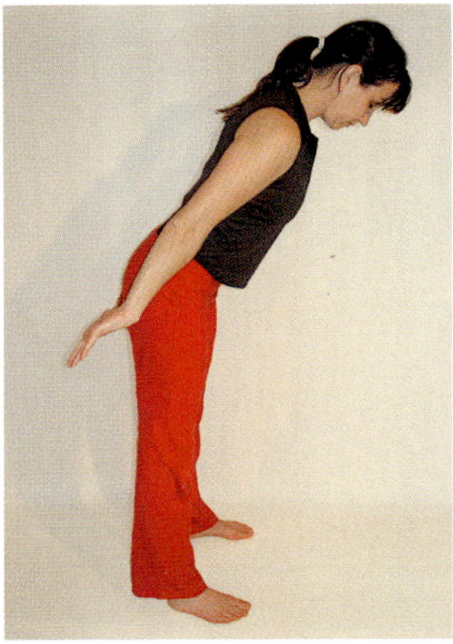

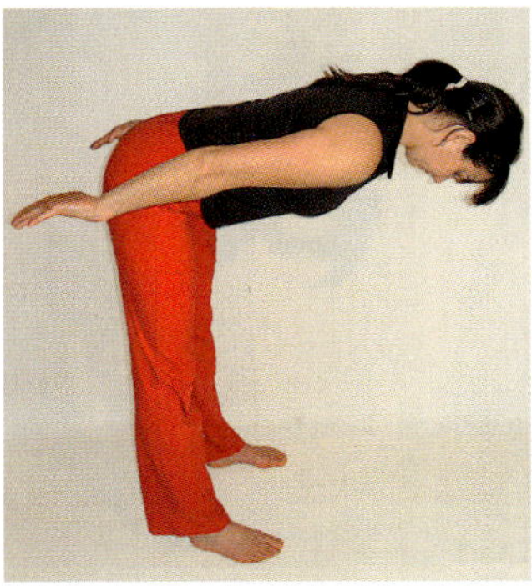

- Sie beginnen im Stand, die Füße sind parallel und hüftbreit voneinander entfernt.
- Im ersten Schritt bauen Sie von unten nach oben Spannung auf: Pressen Sie Zehen und Fersen fest auf den Boden. Spannen Sie die Waden an, dann die Oberschenkel, den Beckenboden und den Po. Ziehen Sie den Bauch nach innen, das Kinn in Richtung Kehlkopf und die Schultern nach hinten und unten. Strecken Sie die Arme seitlich neben dem Körper aus, die Finger sind gespreizt, die Handflächen zeigen nach hinten.
- Atmen Sie tief ein.
- Mit dem Ausatmen beugen Sie sich mit gestrecktem Oberkörper nach vorn, wobei Sie die Spannung halten. Im Idealfall bilden Beine und Oberkörper einen rechten Winkel, zu Anfang halten Sie den Oberkörper jedoch weiter oben.

- Bleiben Sie in der Position und atmen Sie noch einmal ein.
- Mit dem Ausatmen beugen Sie die Knie und lassen alle Spannung los. Der Oberkörper sinkt nach unten, der Rücken ist entspannt, die Arme fallen locker herab.

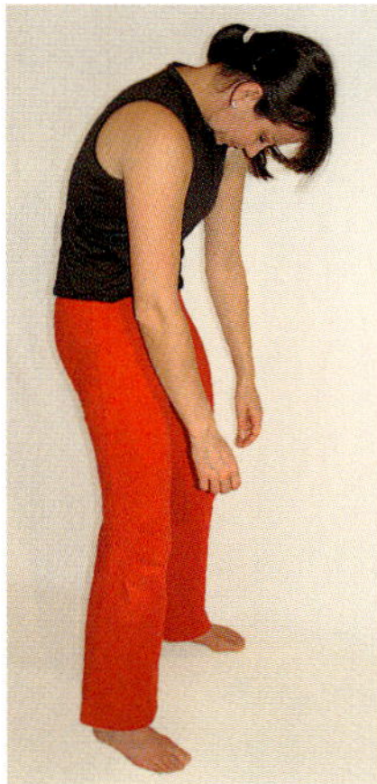

- Atmen Sie ein und rollen Sie mit dem nächsten Ausatmen Wirbel für Wirbel in den Stand zurück, wobei die Beine gebeugt bleiben, bis Sie wieder aufrecht stehen.

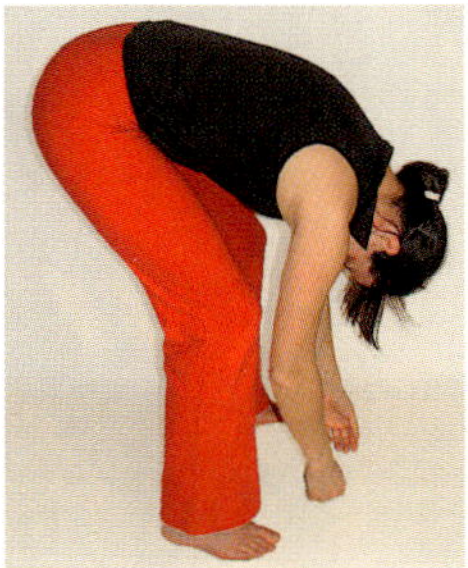

- Wiederholen Sie diesen Ablauf fünf- bis zehnmal.

c) Nervenstärkung im Stehen

Übungen, bei denen die Arme in einer bestimmten Position gehalten werden, stärken Aura und Nervensystem, Geduld und Durchhaltevermögen. Sie erhöhen Ihre Stressresistenz und helfen Ihnen, besser mit belastenden Situationen umgehen zu können. Anfangs ist es möglich, dass sich Ihre Arme bleischwer anfühlen und Sie dem Impuls nachgeben wollen, die Übung abzubrechen; besonders, wenn Sie auch unter Nackenverspannungen leiden. Versuchen Sie dennoch, mithilfe der Atmung durchzuhalten und Sie werden Ihre Nerven dauerhaft stärken.

- Kommen Sie in einen überschulterbreiten, aufrechten Stand, die Füße zeigen leicht nach außen, die Augen sind geöffnet – falls Sie sich mit dem Blick an einem festen Punkt an der Wand verankern möchten. Wenn Sie das Gefühl haben,

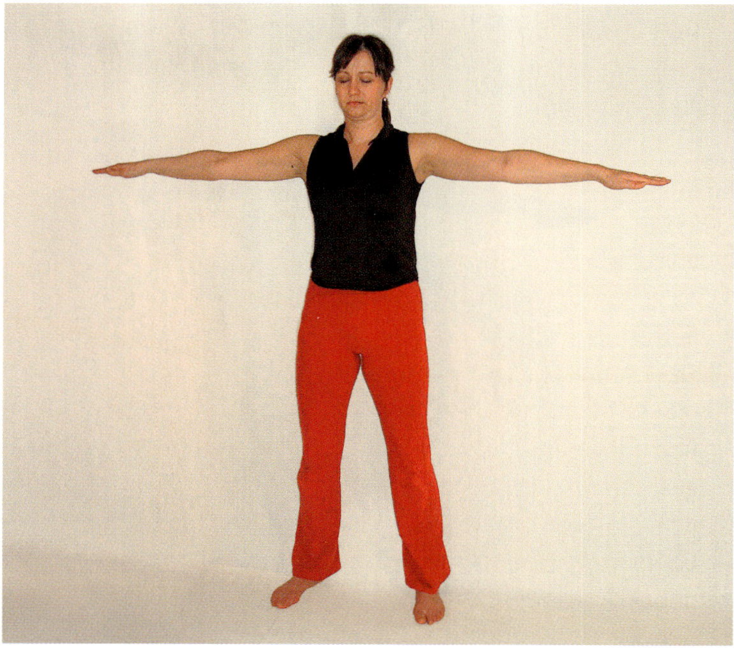

sicher stehen zu können, schließen Sie die Augen und konzentrieren sich auf das dritte Auge.

- Strecken Sie die Arme in Schulterhöhe zu den Seiten aus, die Handflächen zeigen nach unten.
- Halten Sie die Position bei extrem langsamer Atmung für zwei Minuten. Mit der Zeit können Sie diese Übung auch auf fünf Minuten steigern.
- Zum Schluss atmen Sie ein und halten den Atem an. Dann entspannen Sie Körper und Atmung.

2. Übungsreihe für das Nerven- und Drüsensystem

a) Linke Nasenlochatmung

Die Atmung durch das linke Nasenloch wirkt blutdrucksenkend, beruhigend und stresslösend.

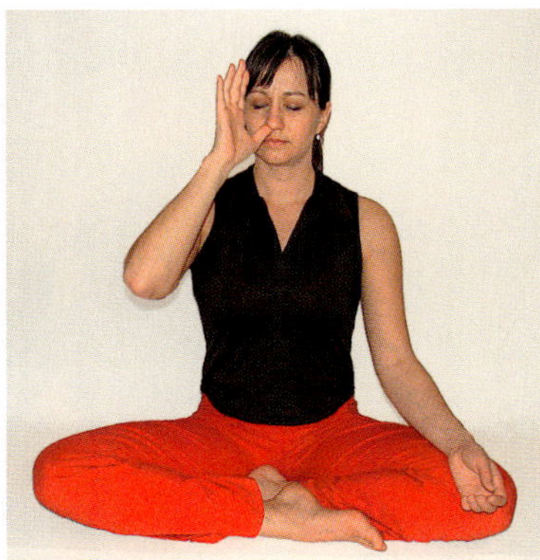

- Setzen Sie sich mit gekreuzten Beinen und gerader Wirbelsäule auf den Boden, die Augen sind geschlossen. Generell ist jede aufrechte Sitzposition möglich; sollte Ihnen unbequem sein, wechseln Sie die Position.

- Legen Sie die linke Hand im Gyan Mudra, dem Mudra der Weisheit, auf das linke Knie: Daumen und Zeigefinger berühren sich an den Spitzen, die übrigen Finger sind gestreckt.
- Halten Sie das rechte Nasenloch mit dem rechten Daumen zu und atmen Sie drei Minuten tief und kraftvoll durch das linke Nasenloch.
- Meditieren Sie dabei, indem Sie die Silben „SAT NAM" im Geiste wiederholen.
- Zum Schluss lassen Sie die rechte Hand auf das Knie sinken und spüren der Übung einen Augenblick nach.

b) Die Zange

Die Zange wirkt anregend auf den Ischias- und den Lebensnerv (der auf der Beinrückseite verläuft), sie reguliert weiterhin die Hirnanhangsdrüse (Hypophyse) und die Zirbeldrüse (Epiphyse), die mitverantwortlich für unsere psychische Verfassung sind. Durch diese Übung wird eine meditative Stimmung erzeugt.

- Strecken Sie beide Beine nach vorne aus, die Fersen sind hüftbreit voneinander entfernt, die Fußspitzen zeigen nach oben.
- Richten Sie sich auf und drücken Sie die Sitzbeinhöcker in den Boden.
- Atmen Sie ein und beugen Sie sich dann mit dem Ausatmen mit gerader Wirbelsäule aus der Hüfte heraus nach vorne.

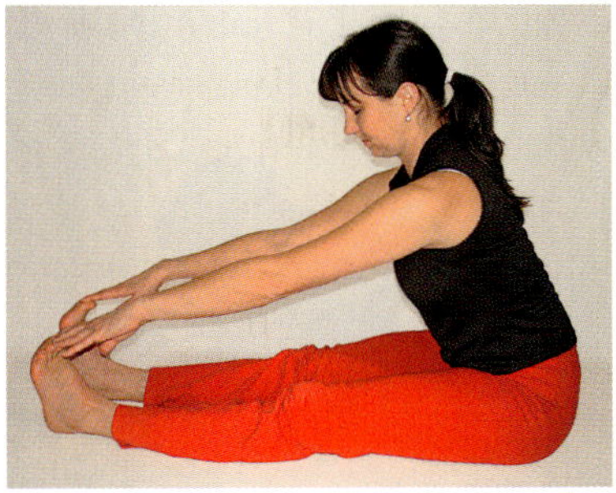

Dabei bilden Arme, Beine und Rücken ein Dreieck.

- Falls möglich, ergreifen Sie Ihre großen Zehen mit Daumen, Zeige- und Ringfinger, wobei der Daumen auf den Zehnagel drückt und die anderen Finger auf die Rückseite der großen Zehe. Dies stimuliert die Reflexpunkte für Hypo- und Epiphyse, die Schaltzentralen des Drüsensystems. Ist dies nicht möglich, legen Sie die Hände an die Fußgelenke oder die Waden. Halten Sie die Position.
- Die Atmung gleicht einer Welle. Stellen Sie sich vor, über Ihre Fußsohlen einzuatmen und entlang der Wirbelsäule über den Scheitel auszuatmen.
- Denken Sie wieder „SAT" beim Ein- und „NAM" beim Ausatmen.
- Üben Sie drei Minuten lang.
- Zum Beenden atmen Sie noch einmal tief ein und aus. Dann stoppen Sie die Atmung einen Moment und spannen gleichzeitig den Beckenboden an und ziehen den Bauchnabel ein (Mulbandh).
- Anschließend richten Sie sich langsam auf und entspannen sich kurz.

c) Rückwärtige Brückenposition

Diese Übung beruhigt die Nerven. Da sie auf das Schlafzentrum wirkt, fördert sie guten Schlaf und ist abends besonders effektiv.

- Setzen Sie sich mit angewinkelten Beinen auf den Boden und stützen Sie sich mit den Händen hinter dem Rücken ab.

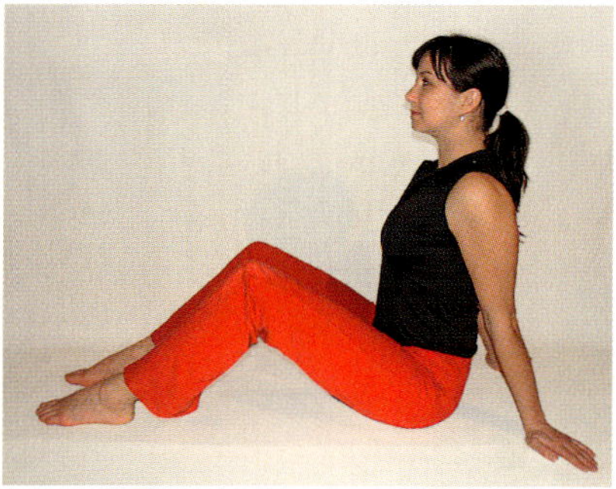

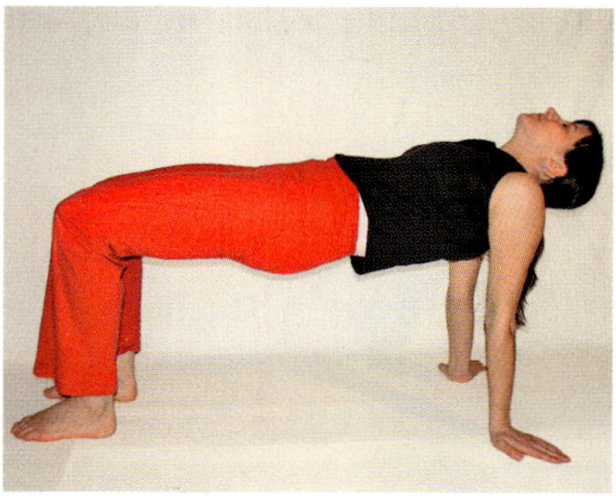

- Drücken Sie sich hoch und heben Sie Ihre Hüften, sodass Schultern, Rücken, Gesäß und Knie eine Linie bilden.
- Den Kopf lassen Sie nach hinten sinken. Bei einem verspannten Nacken und verkrampften Schultern kann dies zu Beginn als unangenehm empfunden werden – dann machen Sie eine Pause, in der Sie den Kopf nach oben nehmen und nach vorne über Ihre Knie schauen.

- Halten Sie die Position für zwei Minuten, atmen Sie langsam und tief.
- Zum Beenden heben Sie vorsichtig den Kopf, lassen den Po zu Boden sinken und entspannen zwei Minuten lang mit geschlossenen Augen in der Rückenlage.

d) Rückenlage mit Fäusten vor der Brust

Diese Übung öffnet und kräftigt das Herz, die Wirkung der vorangegangenen Nervensystem-Übungen wird verstärkt.

- Aus der Rückenlage heben Sie die Arme leicht geöffnet an, als wollten Sie jemanden umarmen. Die Handflächen zeigen zueinander.
- Nehmen Sie einige lange und tiefe Atemzüge. Spüren Sie Ihren Bauch und Ihr Herz.
- Atmen Sie tief ein und halten Sie den Atem an. Ballen Sie dann die Hände zu Fäusten und ziehen Sie diese langsam

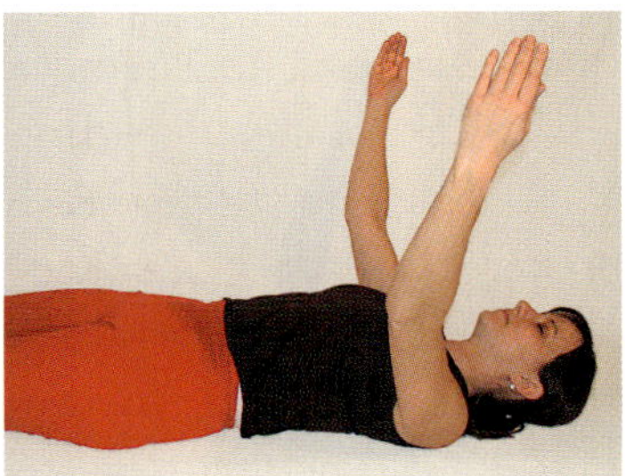

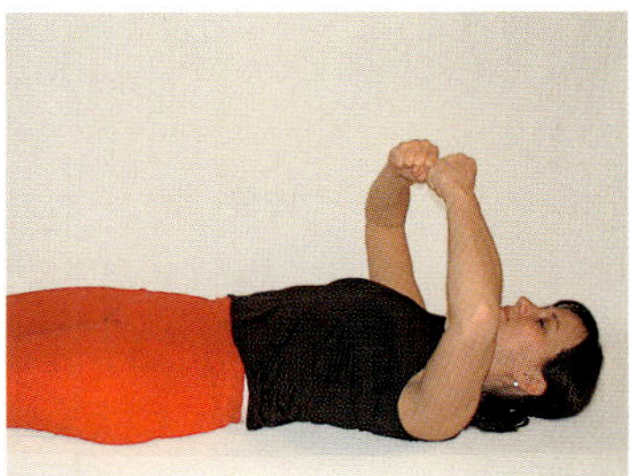

und mit aller Kraft gegen einen imaginären Widerstand zur Brust.

- Legen Sie die Fäuste auf das Brustbein und entspannen Sie die Arme.
- Wiederholen Sie dies noch einmal.
- Entspannen Sie anschließend für einige Minuten. Spüren Sie Frieden und Liebe.

3. Meditation, um dem Burnout-Syndrom entgegenzuwirken

Burnout ist ein berufsbezogener, chronischer Erschöpfungszustand. Er tritt besonders häufig bei Menschen auf, die soziale Berufe mit hoher Arbeitsbelastung ausüben (Ärzte, Krankenschwestern ...), die unter enormem Leistungsdruck stehen (Manager etc.) oder zu hohe Ansprüche an sich selbst stellen. Wer auszubrennen droht, hat zuvor gebrannt. Wenn Sie erste Anzeichen dafür verspüren, dass der permanente Stress, dem Sie ausgesetzt sind, in ein Burnout-Syndrom münden könnte, ist es sehr wichtig, sich selbst Zeit und Raum zum Ausruhen und Regenerieren zu geben.

Es ist wichtig, sich Zeit zum Ausruhen zu gönnen

Die folgende Meditation aus dem Kundalini Yoga hilft, wenn man das Gefühl hat, innerlich auszubrennen. Die begleitende Handposition bewirkt einen Ruhezustand der Energie, sodass Sie wieder zu Kräften kommen und sich erholen. Der Energie-Output der Aura wird vollständig reduziert. Nach Beendigung der Übung sollte genügend Zeit zur Entspannung sein, da die Meditation Sie weit aus Ihrem Alltagsbewusstsein heraustragen kann.

- Finden Sie eine bequeme, aufrechte Sitzposition in der einfachen Haltung, dem Fersensitz oder auf einem Stuhl.
- Sitzen Sie ganz aufrecht, die Wirbelsäule befindet sich vom Steißbein bis zum Scheitelpunkt in einer geraden Linie.
- Halten Sie die Hände entspannt auf Höhe des Herzens.
- Legen Sie nun die Handrücken aneinander. Die Fingerspitzen zeigen zum Boden. Bringen Sie die Daumen an die Basis des Ringfingers und drücken Sie die Finger beider Hände gegeneinander.
- Schließen Sie die Augen und konzentrieren Sie sich auf Ihre Nasenspitze. Dieser Konzentrationspunkt wirkt auf die Zirbeldrüse.
- Atmen Sie in acht gleich langen Phasen „schnüffelnd" ein und in acht weiteren Phasen aus.
- Zählen Sie dabei im Kopf jeweils bis acht.

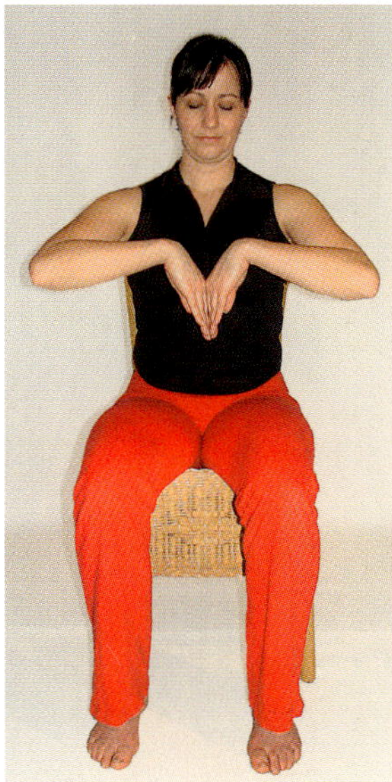

- Meditieren Sie auf diese Weise für drei Minuten. Mit der Zeit können Sie die Dauer auf elf Minuten steigern.
- Zum Schluss lassen Sie die Hände in den Schoß sinken und spüren die Stille.
- Legen Sie sich dann für elf Minuten auf den Boden und entspannen Sie, entweder mithilfe sanfter Musik oder nach Anleitung des Elf-Minuten-Power-Schlafes (siehe Seite 34).

Ernährungstipps – Essen gegen Stress

„Du bist, was du isst", lautet ein bekanntes Sprichwort. Essen soll schmecken, gesund sein und einen sinnlichen Genuss bieten. Im Allgemeinen empfehlen Yogaexperten eine vegetarische, vollwertige Ernährung, die auf frischem Obst, Gemüse und Getreide basiert.

Bewusste Ernährung in stressigen Zeiten

Ich will nicht für eine rigide und regulierte Ernährung plädieren, sondern Ihnen gezielte Anti-Stress-Tipps für Leib und Seele an die Hand geben. Um das Nervensystem zu stärken und damit besser gegen den täglichen Stress gewappnet zu sein, eignen sich bestimmte Nahrungsmittel, Kräuter und Tees zur Unterstützung. Zu vermeiden gilt bei Stressanfälligkeit bzw. in Stresssituationen alles, was das Nervensystem schwächt: Kaffee, Alkohol, Nikotin, Zucker und Weißmehl.

Yogische Energie-Getränke

Diese Getränke versorgen den Organismus mit Energie, ohne ihn zu schädigen. Anders als beim Genuss von Kaffee, schwarzem Tee oder herkömmlichen Energy-Drinks, die fast nur aus Zucker und Chemie bestehen, tritt hier nach dem erwünschten Hoch kein „Crash" ein.

Basilikum-Kardamom-Getränk

Einen gehäuften Esslöffel getrocknetes Basilikum und einen Teelöffel im Mörser zerstoßene grüne Kardamomschoten zwanzig Minuten lang in einem Achtel Liter Wasser köcheln lassen, dann abseihen. Einen Becher am Morgen und einen am Nachmittag trinken.

Ingwer-Zitronen-Getränk

Einen Esslöffel Ingwersaft (aus dem Reformhaus) und vier Esslöffel Zitronensaft in einem Glas Wasser gemischt trinken.

Basilikum-Kurkuma-Getränk

Zwei Esslöffel getrocknete Basilikumblätter und zwei Teelöffel Kurkumapulver (Kurkuma oder Gelbwurz ist im Bioladen erhältlich) in kochendes Wasser geben. Vier bis acht Minuten ziehen lassen, dann absieben. Zwei- bis viermal täglich einen Becher trinken.

Yogi-Tee

Das Rezept des Yogi-Tees geht unmittelbar auf Yogi Bhajan zurück. Mittlerweile ist die fertige Mischung in Naturkostläden, Reformhäusern und Drogeriemärkten erhältlich. Neben verschiedenen Aufgussteebeuteln gibt es das Original noch als lose Teemischung, die zwanzig Minuten nach Anweisung köcheln muss. Diese Mischung mit Ingwer, Kardamom, Pfeffer und Zimt ist bei nervlichen Belastungen und Stresssyndromen die empfehlenswerteste.

Ingwerwasser

Ingwer stärkt die Nervenenergie, hilft bei Rückenproblemen und erhält den Lebensnerv gesund. Probieren Sie doch mal Ingwerwasser: Dazu köcheln Sie ein zwei bis drei Zentimeter großes, geschältes Stück frischen Ingwer etwa zehn Minuten in einem Liter Wasser. Das Wasser trinken Sie entweder heiß, dann wirkt es erwärmend, oder kalt, dann erfrischt es. Ingwerwasser steuert einer Übersäuerung des Körpers entgegen, die durch eine unausgewogene Ernährung, Kaffee und Süßigkeiten entstehen kann.

Goldene Milch

Dieses Getränk wirkt entschlackend und reinigt das gesamte System. Besonders gut ist es auch für Yogaanfänger, denen das Sitzen in der einfachen Haltung schwer fällt, weil Rücken und Knie schmerzen.
Mischen Sie eine viertel Tasse gelbe Kurkuma-Paste mit einer halben Tasse Wasser. Kochen Sie das Ganze, bis eine dicke Paste entsteht. Sie reicht für vierzig Tage und sollte im Kühlschrank aufbewahrt werden. Für eine Tasse Goldene Milch fügen Sie eine Tasse frische Vollmilch, einen Teelöffel Mandelöl und einen viertel Teelöffel der selbst gefertigten Paste mit etwas Honig

zusammen. Erhitzen Sie die Mischung im Kochtopf, bringen Sie sie jedoch nicht zum Kochen. Wenn Sie möchten, schäumen Sie die Goldene Milch noch einmal kurz mit dem Milchschäumer auf und genießen sie mit etwas Zimt obenauf.

Rezepte gegen Müdigkeit und Erschöpfung

Obst-Spezialmix

Mit diesem Rezept stärken Sie Ihre Nerven und verschaffen sich neue Energie. Geben Sie fünfzehn Mandeln, zwei Äpfel, zwei Bananen und das ausgekratzte Innere ihrer Schalen mit zwei Pfefferkörnern und etwas Sesam in einen Mixer. Kräftig pürieren, dann ist die Mischung fertig zum Verzehr.

Früchte mit schwarzem Salz

Stress kann durch Elektrosmog verstärkt werden, der sich in der Aura festsetzt. Eine effektive Methode, sich vor schädlichen Wirkungen elektromagnetischer Geräte wie PCs und Handys zu schützen, besteht darin, Obst mit schwarzem Salz (Kala Namak) bestreut zu essen. Am besten eignen sich Birnen, Ananas, Äpfel, Orangen und Kiwis. Sehr langsam essen und gut kauen.

Früchte-Gemüse-Nuss-Diät

Bei chronischer Erschöpfung und Stress sowie zur Reinigung und Entschleimung des Körpers hilft es, ein bis vier Wochen lang täglich nur Früchte, Gemüse und eine halbe Tasse Nüsse (Mandeln, Haselnüsse, Pekannüsse usw.) zu essen. Nehmen Sie die Früchte und das Gemüse entweder roh oder gedünstet zu sich. Achten Sie darauf, immer vier Stunden Pause zwischen den Mahlzeiten zu machen. Am Ende der Diät beginnen Sie langsam, Milchprodukte hinzuzufügen.

Tomaten-Monodiättag

Nur einen Tag lang dauert die Tomaten-Monodiät: Wählen Sie fünf bis zehn große, frische, reife Tomaten. Überbrühen Sie sie kurz mit kochendem Wasser und häuten Sie sie. Bestreuen Sie die Tomaten großzügig mit gehackten Minzblättern und würzen Sie das Ganze mit Tamari (spezielle Sojasoße, erhältlich im Naturkostladen). Teilen Sie diese Mischung in drei Portionen auf und verzehren Sie sie morgens, mittags und abends. Diese Monodiät wirkt gegen Müdigkeit und das Gefühl des Ausgebranntseins. Sie werden als eine neue Person daraus hervorgehen, mit klarem und geschärftem Bewusstsein.

Nahrungsmittel zur Stärkung von Gehirn und Nervensystem

Brot, Ginseng, Oliven: Oliven sind reine Gehirnnahrung. Sie enthalten u.a. Potassium und Phosphor. Ginseng wirkt durchblutungsfördernd und Brot ist – entgegen aller Vorurteile – Essen für die Nerven; denn die Nerven benötigen besonders Glucose, die bei der Verdauung von Kohlenhydraten entsteht, sowie die im Brot enthaltenen B-Vitamine.

Zwiebeln gehören (mit Ingwer und Knoblauch) zu den „königlichen Wurzeln" und fördern, besonders roh verzehrt, die geistige Klarheit.

Walnüsse nähren das Gehirn.

Kleie gegen Nervosität: Kochen Sie eine Tasse Haferkleie mit sechs Tassen Wasser auf, fügen Sie Zitrone und Honig dazu.

Rosinen um vier: Ein Esslöffel voll Rosinen am Nachmittag hilft besonders Frauen, den Kaliumpegel zu regulieren und die Energie stabil zu halten. Am besten kaut man sie gründlich durch, klebt sie dann gegen den Gaumen und lutscht daran.

Haferstrohtee schmeckt etwas gewöhnungsbedürftig, wirkt jedoch sehr beruhigend auf das Nervensystem und entfernt Rückstände von „Genussdrogen" wie Alkohol, Koffein und Nikotin aus dem Körper.

Sellerie, Gurkensaft, Joghurt, Orangen und Kürbiskerne unterstützen ebenfalls das Nervensystem, reinigen das Blut und helfen gegen Stress.

Entspannungshilfen von A bis Z

Ausruhen: Das Nervensystem erholt sich besser, wenn Sie mindestens ein- bis zweimal pro Tag für elf Minuten entspannen. Einfach im Sitzen oder Liegen die Augen schließen und alles loslassen. Nutzen Sie z.B. Wartezeiten dazu oder einen Teil Ihrer Mittagspause.

Bewegung: Bewegen Sie sich so viel wie möglich. Ihr Körper ist genetisch auf Bewegung programmiert. Physiologisch ist die Stressreaktion eine erhöhte Alarmbereitschaft – eine Körperreaktion, die noch aus den Zeiten des Sippenlebens stammt, in der der Mensch auf Gefahr mit Flucht oder Kampf reagieren musste. Setzen Sie diese Impulse um, damit die Stresshormone Adrenalin und Cortisol sich nicht schädigend im Körper festsetzen.

Chlorella: Chlorella ist eine grüne Mikro-Alge, so groß wie ein Blutkörperchen, die seit etwa dreieinhalb Milliarden Jahren existiert. Chlorella ist eine der chlorophyllreichsten Pflanzen und wird besonders in Japan zur Nahrungsergänzung genutzt. Sie stärkt das Immunsystem und mildert erwiesenermaßen die negativen Folgen von Stress.

Dehnen: Egal, was Sie tun, halten Sie bei eintönigen Beschäftigungen im Sitzen immer mal wieder inne und dehnen, recken und strecken Sie sich genüsslich.

Erholungspausen: Bei Bildschirmarbeit machen Sie stündlich eine kurze Pause – Zeit für einen „Yoga-Quickie"!

Faulheit: Immer unter Strom, selbst in der Freizeit? Gestehen Sie sich einmal zu, faul zu sein, und genießen Sie es ohne schlechtes Gewissen: Nichts tun und glücklich sein ist sogar eine Yogarichtung ...

Gedanken: Die Kraft positiver Gedanken ist immens. Treten immer wieder negative Gedanken auf oder neigen Sie dazu, sich in Gedankenstrudeln zu verfangen und nicht abschalten zu können, sagen Sie in Gedanken laut „STOP!" und konzentrieren Sie sich nur auf Ihren Atem.

Haltung: Die innere Haltung bedingt die äußere und umgekehrt. Wenn Sie sich schlapp, überarbeitet oder unter Druck fühlen, richten Sie sich auf. Denken Sie an Ihre Wirbelsäule, durch deren

Energiekanal die Energie am besten fließt, wenn sie gerade aufgerichtet ist.

Ishnaan: Ishnaan ist die yogische Hydrotherapie, bei der man sich morgens am ganzen Körper mit Mandelöl einreibt und dann kühl (Anfänger) bis eiskalt (Fortgeschrittene) duscht. Dabei mit dem rechten Fuß beginnen, erst die Extremitäten, zum Schluss den Rumpf duschen. Währenddessen den ganzen Körper mit den Händen reiben, kneten und massieren. Das stärkt das Nervensystem für den Tag und unterstützt das Immunsystem!

Karma Yoga: Karma Yoga verrichtet jede Mutter für ihr Kind, jeder Partner für den anderen, gute Freunde untereinander. Es handelt sich um Liebesdienste – Karma Yoga ist das Yoga des selbstlosen Dienens. In unserer Gesellschaft rechnet man viel gegeneinander auf. Doch einfach aus Liebe etwas für einen anderen zu tun, kann unglaublich entspannend und stresslösend sein.

Lachen: Lachen löst Stress und Verspannungen, bringt das Zwerchfell zum Schwingen und lässt Glückshormone fließen. Lachyoga ist eine eigene Yogaform.

Mantras: Mantras sind Zaubersilben, mit denen wir unseren Geist lenken können – vom Stress in die Entspannung. Wenn Sie sich gehetzt und unter Druck fühlen, schließen Sie für zwei Minuten die Augen und denken Sie bei jedem Einatmen „SAT", beim Ausatmen „NAM". Diese Klänge erinnern Sie daran, wer Sie wirklich sind ...

Netzwerk: Schaffen Sie sich ein soziales Netzwerk, das Sie unterstützt und auffängt, wenn der Druck zu groß wird. Scheuen Sie sich nicht, um Hilfe zu bitten, und bieten Sie auch anderen Hilfe an.

Opferrolle: Machen Sie sich bewusst, dass vor allem Sie selbst für sich und Ihr Wohlbefinden sorgen können. Legen Sie die Opferrolle ab und übernehmen Sie jetzt Verantwortung für sich. Unangenehme Wahrheiten oder Entscheidungen inbegriffen ...

Phantasiereisen: Phantasiereisen sind eine wunderbare Möglichkeit der geistigen Entspannung. Wissen Sie noch, wie Sie sich als Kind vor dem Einschlafen Geschichten ausgedacht haben, in denen Sie faszinierende Abenteuer bestanden haben? Träumen Sie sich doch einfach mal wieder in eine Oase des Wohlbefindens. Dabei helfen entsprechende CDs.

Quelle: Finden Sie Ihre persönliche Kraftquelle – einen Ort, eine Beschäftigung, ein Hobby. Lassen Sie sich dazu von Ihrer Intuition leiten, die durch das Yoga mehr und mehr erwachen wird.

Rhythmus: Morgenmuffel, Nachtmensch, Mittagsschläfer, Frühaufsteher? Wenn Ihr Alltag es irgendwie zulässt, versuchen Sie, Ihrem eigenen Rhythmus zu folgen und sich nicht nur in das Schema F wie Funktionieren pressen zu lassen.

Schlaf: Ausreichender Schlaf hilft gegen Stress. Und wenn keine Zeit dazu da ist? Oder Sie immer wieder im Schlaf gestört werden bzw. unter Schlafproblemen leiden? Da hilft Yoga Nidra, ein bewusster, psychischer Schlaf, erlernbar z.B. mit einer CD.

Tun Sie, was Sie lieben, und lieben Sie, was Sie tun: Leichter gesagt als getan? Nicht unbedingt. In Maßen können Sie immer wieder wählen, was Sie tun. Und wo das nicht geht, lernen Sie, aus jeder ungeliebten Tätigkeit eine Meditation zu machen. Atemzug für Atemzug.

Übungen: Erwarten Sie keine rasanten Erfolge, eine Verbesserung tritt nicht von heute auf morgen ein. Haben Sie ein bisschen Geduld. Wichtig ist, dass Sie kontinuierlich üben. Machen Sie die Übungen, wenn es Ihnen gut geht, dann besteht auch die Chance, dass Sie sie durchführen, wenn es Ihnen schlecht geht! Konditionieren Sie sich selbst, entwickeln Sie Disziplin.

Verweilen: Denken Sie immer schon an den nächsten Schritt, den kommenden Tag, die folgende Woche oder den Arbeitsberg im nächsten Monat? Dann nehmen Sie sich die Chance, im Hier und Jetzt zu sein, ganz im Moment zu verweilen, egal, was er mit sich bringt. Wir können aber immer nur das Jetzt kontrollieren. Diese Einsicht kann Stress lösen.

Wasser: Viel Wasser zu trinken unterstützt die Ausscheidung von Giftstoffen, fördert die Verdauung, hält die Nieren gesund und ist wichtig für das emotionale Gleichgewicht. Als Faustregel gilt: stündlich ein Glas Wasser. Dabei ist stilles Mineralwasser am besten, da Kohlensäure zur Übersäuerung des Körpers führt.

Yoga: Das beste Rezept gegen Stress – und schon seit fünftausend Jahren erprobt.

Zum Schluss wünsche ich Ihnen, dass Sie Ihrem persönlichen Stress entkommen:

„Möge die immerwährende Sonne über Ihnen erstrahlen,
alle Liebe Sie umgeben
und möge Ihnen das reine Licht in Ihrem Innern
den Weg weisen."

Literatur

Shakta Kaur Khalsa: *Yoga für Frauen,* Starnberg 2003.

Harbhajan Singh Khalsa (Yogi Bhajan): *Kundalini Yoga,* Amsterdam 1980.

Harbhajan Singh Khalsa (Yogi Bhajan): *The Ancient Art of Self-Healing,* Oregon 1982.

Harbhajan Singh Khalsa (Yogi Bhajan): *Überlebenshandbuch,* Amsterdam 1984.

Tarn Taran Kaur Khalsa: *Genießen mit Leib und Seele. Die besten Rezepte aus dem Golden Temple Restaurant,* Frankfurt 2001.

Gurumarka Khalsa: *Self Knowledge. Kundalini Yoga, wie es von Yogi Bhajan gelehrt wird,* Heidelberg 1998.

Shakti Parwa Kaur Khalsa: *Kundalini Yoga. The Flow of eternal power,* Los Angeles 1996.

Swami Satyananda Saraswati: *Yoga Nidra,* Köln 2005.

Swami Shivapremananda: *Yoga gegen Stress,* Hamburg 2004.

Satya Singh: *Das Kundalini Yoga Handbuch,* München 2003.

Links

http://www.3ho.de

http://www.kundaliniyoga.com

http://www.yogibhajan.com

http://www.yogaundpilates.de

http://www.anandaverlag.de (Yoga-Nidra-CDs)

Die Autorin

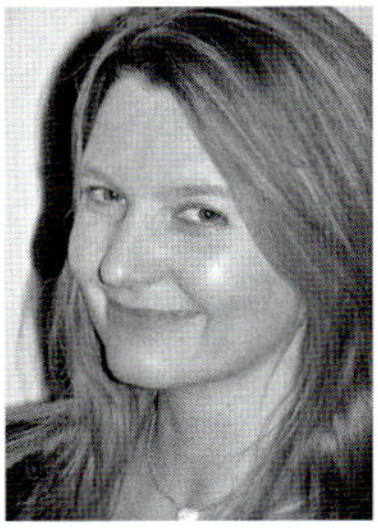

Kerstin Leppert, geboren 1967, ist Kundalini Yogalehrerin, leitet Yogakurse und gibt Einzelunterricht für Stressgeplagte. Außerdem ist sie Betriebswirtin, Redakteurin, freie Autorin und Mutter zweier Kinder. Neben diversen Beiträgen für Literaturzeitschriften und Anthologien hat sie bisher drei Gedichtbände veröffentlicht. Im nymphenburger Verlag ist von ihr bereits „Das ErsteHilfebuch bei Liebeskummer – Mit Yoga das Herz heilen" erschienen. Weitere Informationen über ihre Arbeit erhalten Sie unter www.yogaundpilates.de sowie www.gedichte-pur.de.

Ausführliche Informationen zu unseren Ratgebern und Autoren finden Sie im Internet unter www.nymphenburger-verlag.de

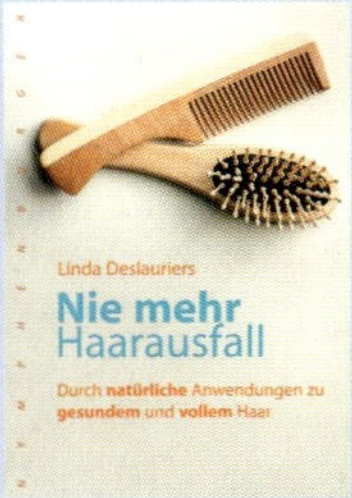

ISBN 978-3-485-01123-5
64 Seiten, farb. Abb

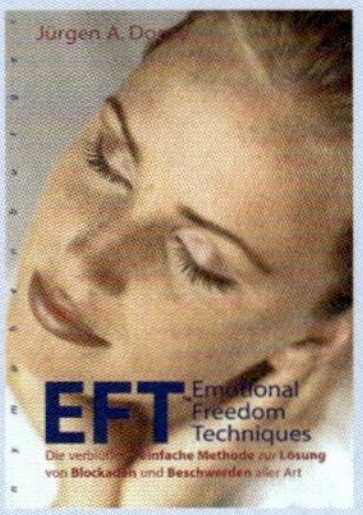

ISBN 978-3-485-01017-7
64 Seiten, farb. Abb.

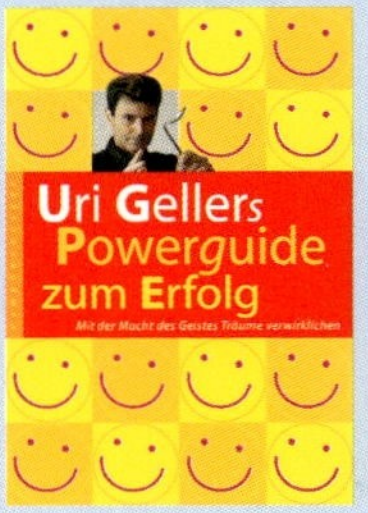

ISBN 978-3-485-01108-2
64 Seiten, farb. Abb

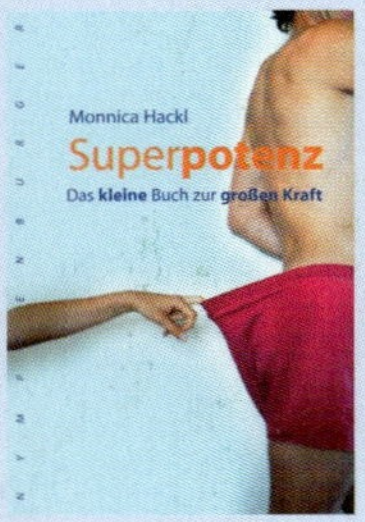

ISBN 978-3-485-01110-5
64 Seiten, farb. Abb

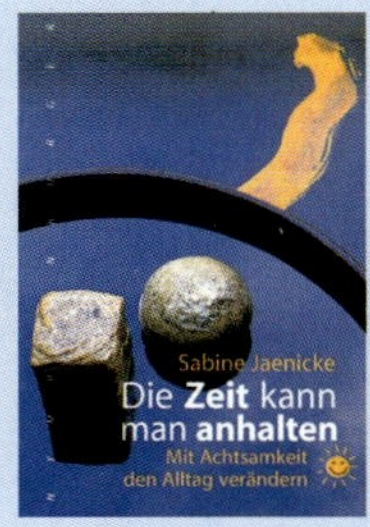

ISBN 978-3-485-00880-8
112 Seiten, farb. Abb

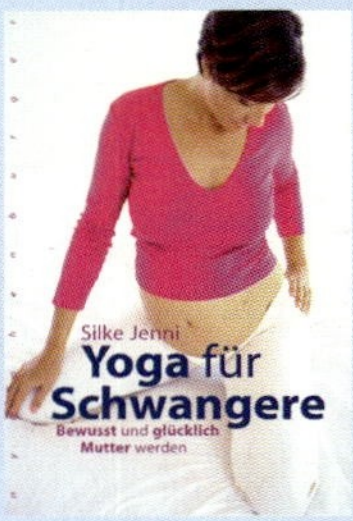

ISBN 978-3-485-01032-0
64 Seiten, farb. Abb

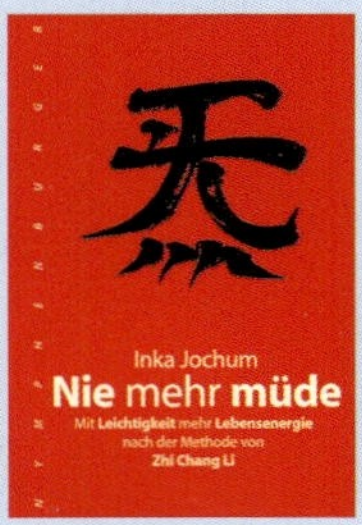

ISBN 978-3-485-00896-9
64 Seiten, farb. Abb

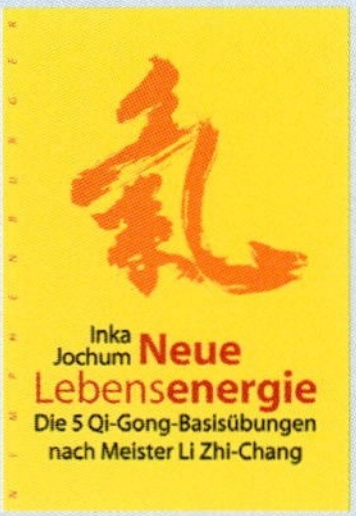

ISBN 978-3-485-01048-1
64 Seiten, farb. Abb

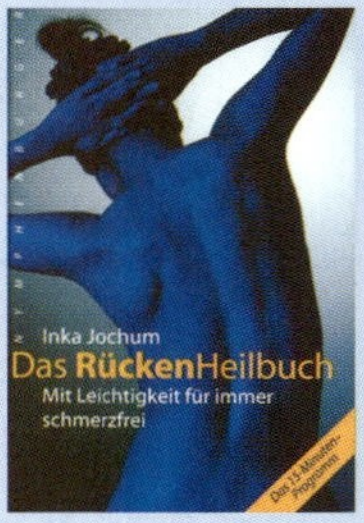

ISBN 978-3-485-00857-0
64 Seiten, farb. Abb